Réfutation
de
Réfutations

T5

RÉFUTATION DE RÉPUTATIONS

ou

LA RÉPUTATION ÉTABLIE PAR LES FAITS.

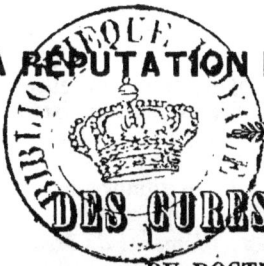

DES CURES MIRACULEUSES

DU DOCTEUR FONTANAROSE,

DE LA PRODUCTION MIROBOLANTE

DE M. B***** (1)

ET DES NOTABILITÉS MÉDICALES DE DIJON,

sous l'égide du feuilletoniste

PORPHYRE VENDREDI.

(1) Voyez les articles de théâtre du Courrier de la Côte-d'Or,
signés Porphyre Vendredi.

1843

J'ai passé plus de vingt ans à m'instruire, à enseigner et à appro-
fondir toutes les parties de la médecine. Je passai les cinq premières
années à apprendre la science et à l'étudier ; plein d'une foi sincère,
je m'en saisissais comme d'un bien précieux. Les cinq années sui-
vantes je débrouillai mes connaissances ; je les polis et les perfection-
nai. Après quinze ans d'études je doutai : il me semblait que je n'a-
vais fait aucun progrès ; mon zèle se refroidit, et je déplorai, avec
beaucoup d'hommes illustres, et avec le *vulgaire même*, l'incertitude
profonde et les impénétrables obscurités d'un art salutaire. Je perdis
ainsi, sans aucun fruit, sans aucune satisfaction intérieure, sans jouir
des lumières de la vérité, une si *grande* et si *belle* partie d'une vie
courte et *périssable*. Ce ne fut qu'au bout de vingt ans que, comme
un voyageur égaré dans un pays qu'il ne connaît pas, et errant dans
l'ombre de la nuit, il m'apparut enfin une sombre lueur semblable
aux premiers feux du crépuscule (1).

Brown, Eléments de Médecine.

Les petites saignées locales augmentent les congestions inflammatoires, les grandes pertes de sang augmentent les convulsions (2).

Broussais, Examen des Doctrines Médicales.

(1) Le novateur écossais, riche d'imagination, profond de méditation, en fuyant l'erreur, rencontra-t-il la vérité ? L'incitabilité générale, comme il l'a cru, est-elle une
pensée qui traduise tous les faits à l'attention de l'observateur éclairé, qui les décom-
pose en tous leurs éléments; une pensée, en un mot, qui explique la génération des
phénomènes, tant physiologiques, que pathologiques, que thérapeutiques ; une pensée
qui guide le praticien dans la conversion de l'état pathologique à l'état physiologique :
une pensée thérapeutique, une pensée d'application ? L'incitabilité de Brown, la contractilité de Broussais sont tout aussi stériles d'application que la sensibilité et la contractilité de Bichat.

(2) Voilà la pensée exprimée dans l'ouvrage le plus remarquable de Broussais, et cependant quelles étaient, praticiens de mauvaise foi, copistes ridicules d'une pratique au-
guste qui vous déprime dans l'opinion publique de toute la splendeur de ses résultats,
vous qu'une aveugle autorité a appelés à l'enseignement médical, les bases de la thérapeutique du réformateur? les applications loco dolenti, le plus rapprochées possible du
point souffrant (sangsues, cautères à base monstre, sétons, vésicatoires), et les saignées
générales et le plus fréquemment répétées que possible ; et cette pratique, à laquelle on
adjuvait, selon les circonstances morbides, tantôt les purgatifs, tantôt les vomitifs,
le quinquina même, l'iode, la digitale; cette pratique barbare, dis-je, n'est-elle pas encore celle de tous les hôpitaux de Paris, et la vôtre, et du monde? Voilà l'hydre qu'il
faut frapper au cœur.

Loquor de his legibus promulgatis, de quibus
est integrum vobis, demonstro vitia : tollite,
denuntio vim, arma, removete.

Philippica prima.

Tromper les jeunes gens dans l'étude des
sciences, c'est la manière la plus funeste et la
plus sûre de gâter à jamais leur jugement.

BIOT, *Ast. ph.*

Le parti élevé par son intelligence ; le parti noble par ses sentiments ;
le parti progressif, dans toute l'extension de la sphère d'action, et mo-
ral et intellectuel ; le parti roi appela un représentant dans la capitale
de la Bourgogne ; ce représentant, dans ses actes, devait développer
l'opinion publique dans cette double direction qui fut le principe de
ce grand mouvement populaire qui fit éclore les beaux jours de Rome
citoyenne, qui enfanta les merveilles de la Grèce.

Principe éternel comme le monde, tout-puissant comme le Créateur, dont il émane ; c'est ce feu sacré qui inspira dans un pays
nouveau le génie d'un homme nouveau, le *divus* Washington, qui
devait renouveler en Amérique cet acte magnanime qui, avant deux
mille ans, immortalisa le nom de Cincinnatus.

Tribun du parti, il s'en constitua le dictateur ; armé du pouvoir de
la censure, il frappa de mort la pensée. D'obscurs écrivains, il en fit les
gradins de son trône. Dans ses articles de fond, il fut grand dépréda-
teur de la propriété littéraire ; dans ses feuilletons, la polémique y parla
le langage obscène du carrefour ; organisant sa phalange d'éléments
hétérogènes, il la recruta sur la place publique dressant, par d'illicites
associations, les tentes du scandale. Mais la Vérité, ceinte du bandeau
virginal, de ce réseau d'insectes brise la trame, et dans l'immensité
des temps prend son essor.

Dans un siècle de luxe, l'élégance est la reine du monde ; de ses
doigts de roses elle couronne le front du sybarite qui étale aux regards
du public ravi les merveilles de l'industrie coquette.

Vous voulez plaire, séduire, entraîner ; au début de votre carrière
effacer la pratique de la vieille époque : sur le pavé pirouettez avec

toute la grâce d'une voluptueuse bayadère ; au salon, chantez vos louanges de tout le charme d'Alauda fêtant les noces de Thétis ; et à l'ordre du jour, vous serez cité comme le dieu de l'art.

J'ai vu de ces réputations précoces, malheur de l'humanité ; je les ai vues, dans leurs prescriptions, sottes et prétentieuses ; je les ai vues, timides dans la discussion, albinos par l'intelligence, elles fuyaient l'éclat des grandes pensées, qui blessent leur vue ; je les ai vues, flexibles comme le reptile, enlaçant leur proie de leurs replis tortueux ; cresserelles avides, sur les charniers elles en dépeçaient les lambeaux.

La réputation des médecins des villes de province a de l'analogie avec la réputation des officiers de police : leur réputation est toute de quartier ; et quand la réputation a de l'éclat, elle franchit alors l'arrondissement ; du nord au sud, de l'est à l'ouest, la renommée publie les exploits du triomphateur.

Le docteur Bazard avait déjà commis quelques larcins à l'homœopathie (voyez le fait consigné dans mon pamphlet imprimé à Auxonne), qu'on ignorait encore le talent novateur du professeur-aide de physiologie ; mais de nouveaux faits, extraits de sa pratique, devaient enrichir les annales de l'art : les sociétés médicales devaient savoir qu'en province, comme aux salles cliniques du docteur Bouillaud, les saignées abondantes, répétées souvent, tuent non-seulement les quadrupèdes de basse-cour, mais aussi les bipèdes de haute-cour.

La doctrine novatrice du docteur Bazard ayant, avec celle du docteur Vétu, des rapports de célérité et d'activité, elle doit aussi en offrir dans ses résultats. Cette identité est prouvée par les deux saignées pratiquées à Mme...... et la mort qui en a été la conséquence, dans les vingt-quatre heures qui ont suivi l'ouverture de la veine.

Ce résultat si éloquent d'efficacité, M. Bazard l'a vu se reproduire chez M. Hubert. Il est vrai, et je m'empresse de le constater, que le traitement de M. Hubert a obtenu la sanction de quatre académiciens, de quatre professeurs, de quatre notabilités médicales.

Voici un fait, M. Bazard, que nous constatons, d'après la foi de vos clients d'aujourd'hui, qui furent mes clients d'autrefois. Vous savez qu'il est un aimable enfant qui eut également, comme l'enfant de M. Brot, et à quelques jours d'intervalle, une fièvre cérébrale ; affection qui ne pardonne point chez ces êtres si fragiles de constitution. Votre malade, qui fut ma malade d'autrefois, tandis qu'elle recevait les caresses de sa fille, lui dit : Pauvre enfant, si tu avais été traitée par le ...... B......., tu serais aujourd'hui chez Thiéland, comme le petit cousin !

Votre malade d'autrefois, aujourd'hui la mienne, compensation d'infidélité, oh ! celle-là ne fait point honneur à votre génie novateur : ici vous avez été d'une banalité de faculté, et de faculté parisienne, comme nous le démontrerons quand nous attaquerons l'hydre dans son repaire. Vous avez traité la dame de la rue d'Assas comme le grand Lisfranc (1) ; comme le célèbre Bouillaud ; comme

(1) Je rends hommage à son talent chirurgical ; mais Lisfranc, comme tous les opérateurs de Paris, comme ceux de province, doit baisser les faisceaux consulaires devant l'application du système de l'équilibre.

l'illustre Chomel; comme le prince de la médecine, le docteur Andral; comme votre collègue le docteur professeur, le chef de clinique, M. Salgues, l'a pratiqué à la rue de la Liberté; comme votre collègue le prosecteur Agnély l'a pratiqué à la rue Saint-Nicolas; et la banalité du *loco dolenti*, depuis dix-huit mois que vous en faites l'application malheureuse et coupable au lit de la malade, M. le professeur, pourquoi la laissez-vous plus longtemps croupir dans la fange antique du fleuve des temps, puisque vous êtes éclairé du flambeau novateur?

Mlle Thevenin vient d'expirer. Six mois de douleur! quel laps de temps à dévorer pour une existence jeune, radiante d'espérance! Vingt-deux ans, M. Naigeon! Quelle fatale notabilité que la vôtre, MM. les professeurs! c'est le charme perfide de la sirène. Hier, pour la dernière fois, ses poumons asphyxiés ont osculé l'air vital. De l'air! de l'air!..... je suffoque!..... de l'air!..... O mon Dieu! j'expire.....

A cet âge où commencent à poindre dans l'organisme ardent de vitalité les projections complémentaires; à cet âge où le Créateur embellit l'être privilégié de tout le luxe de la nature, préparez donc les voies afférentes et defférentes du congrès d'action par fonction de relation, par fonction de nutrition; préparez-les par une hématose riche d'éléments excitateurs, riche d'éléments nutritifs, et la société, heureuse de vos bienfaits, bénira le jour où elle n'aura plus à déplorer les douleurs du malheureux père qui a vu dans la même tombe s'ensevelir Mlle Thevenin prima, Mlle Thevenin secunda et Mlle Thevenin tertia.

Messieurs, ne croyez point que la mort des trois demoiselles Thevenin soit la défaite la plus humiliante de l'art: au Bourg, un cordonnier eut cinq enfants; M. Gruère vous dira que tous cinq ont été traités; et le bon sens vous dira également que la médication de la nature en eût échappé quelques-uns par des crises, si à ces crises on eût imprimé une direction d'équilibre; et cette direction, voulez-vous savoir comment MM. les professeurs lui impriment une direction notable de progrès?

J'ai exposé dans mes Philippiques des faits d'une haute gravité; ces faits, je les ai discutés, et vous savez que tous, dans leur exposé, ont acquis l'approbation même de leur auteur; mais de tous ces faits aucun ne rapproche davantage notre époque de celle du moyen âge, que celui que je vais signaler à l'attention des hommes pour qui la raison est un guide sévère dans la discussion.

La malade qui fait le sujet de l'observation que je vais rapporter est atteinte d'un catarrhe vésical. M. le docteur Lépine lui a donné des soins depuis 1838 jusqu'à ce jour, et pendant ces quatres années, M. Lépine a fabriqué vingt-huit ordonnances, non compris toutes celles qui ont été égarées.

Ces ordonnances! nous allons les discuter par ordre de date. Il est temps que le procès se juge, depuis douze ans qu'il est pendant (1).

_____

(1) En parcourant ces ordonnances nous remarquons que plusieurs n'ont point de date, quoi qu'il en soit, nous ferons en sorte de sortir de ce labyrinte.

C'est au mois de mai 1838, que commence le traitement; l'ordonnance signée de ce jour fait foi; par cette ordonnance, on prescrit
une potion calmante composée de six substances dans l'ordre de doses
établi (1); cette potion calmante, on doit la prendre par cuillerées.
Combien par jour? à quel intervalle doit-on les prendre? avant ou
après le repas? et à combien d'heures? M. Lépine a omis ces indications; on comprendra cependant qu'elles étaient importantes à noter.

Vous voyez figurer six substances à des doses différentes, sauf la
seconde et la troisième, qui entrent dans la confection pour quantité
égale. Pourquoi, direz-vous, le notable Lépine prescrit-il l'eau distillée de laitue, 4 onc.; le sirop de morphine, 6 gros, etc.? c'est probablement parce qu'il a égard à l'intensité d'activité de chaque élément
composant. Le docteur Lépine a ainsi constitué son ordonnance,
parce que, antérieurement à ses méditations philosophiques, on avait
ainsi prescrit avec un tel luxe de discernement, et la preuve, nous la
trouvons dans leur parallèle d'activité réciproque.

La laitue vireuse (et c'est de cette espèce dont il s'agit) est un agent
très actif, comme le constatent les expériences: deux gros de cet extrait
ont toujours fait mourir en plus ou moins de temps les chiens auxquels on les fit prendre, selon Vicat. Maintenant si nous consultons
les auteurs sur sa direction d'action, nous voyons qu'elle agit sur le
système nerveux comme poison narcotique. La vapeur qui s'élève de
sa décoction, selon Vicat, produit l'ivresse.

La morphine est la seconde substance qui figure dans cette ordonnance, et elle y figure à quantité égale avec le sirop de violette, 6 gros.

La morphine, produit alcalin, et qui a la propriété, comme tous les
alcalis végétaux, d'après la remarque de Vauquelin, d'être un poison
végétal très actif, a en sa faveur, il est vrai, l'autorité de Magendie,
qui en a fait une panacée universelle (voyez l'*Analyse introduite
aux hôpitaux de Paris*) à tous ses malades et pour toutes les affections,
mais non combinée à ces substances végétales, comme le notable Lépine le pratique. D'ailleurs il est une considération qui aurait dû frapper le médecin des épidémies lorsqu'il se proposait de l'associer à ses
congénères d'action, c'est que la morphine est pure essence de nature
végéto-animale, c'est-à-dire constituée d'un élément carbone, d'un
élément oxigène, d'un élément azote, d'un élément hydrogène, tandis que les autres substances sont toutes composées d'éléments végétaux proprement dits, hydrogène, oxigène, carbone.

Maintenant si nous consultons l'expérience pour apprécier soit la
nature de ses propriétés, soit l'intensité d'activité de ses propriétés,
nous apercevons dans son action sur nos tissus un narcotique des plus
puissants. En effet, Soemering, à la dose de quelques grains, a produit sur un chien des effets narcotiques; le chien soumis à l'expérience est resté vingt-quatre heures sous son influence.

Le sirop de violette, qui concourt à la composition de l'ordonnance

(1) Voici cette ordonnance :
Eau distillée de laitue, 4 onc. — Sirop de morphine, 6 gros. — Sirop de violette,
6 gros. — Sirop de nymphéa, 1 onc. — Eau de fleur d'oranger, 1 gros. — Laudanum de
Rousseau, 12 gouttes.

et qui y concourt par portion égale au sirop de morphine, ne possède pas des propriétés analogues, quoique son principe soit alcalin et vireux, c'est-à-dire également un poison végétal ; il produit des selles, il détermine des vomissements à la dose de deux scrupules.

Le nymphéa est une substance équivoque de propriétés, une substance dont les propriétés sont si peu saillantes, qu'on ne lui a attribué aucun caractère thérapeutique distinct. Cette considération aurait dû frapper M. le docteur Lépine dans l'emploi qu'il en fait. Les Turcs, comme on sait, en font usage comme boisson.

L'ordonnance que nous venons d'analyser est du 29 mai ; c'est au 19 juin que le notable Lépine a créé une nouvelle ordonnance (1). Préalablement à son analyse, nous dirons que l'affection avait toujours le même siége, et que le caractère était toujours inflammatoire ; qu'en un mot, notre collégue avait toujours à combattre un catarrhe vésical. Le sous-carbonate de potasse, le sulfate de fer, à dose d'un demigros pour constituer dix-huit pilules : tels sont les éléments de la seconde ordonnance.

Nous avons vu, en établissant les propriétés respectives des substances qui ont concouru comme élément à la formation de la première, qu'ils avaient une action que les auteurs ont appelée poison narcotique ; et les narcotiques occupent dans notre système la grande classe des répulsifs. L'affection n'ayant pas changé de caractère, son mode d'action étant toujours attractif, pour être conséquent le médecin des épidémies devait, dans sa seconde ordonnance, poursuivre cette direction narcotique.

Or, le sulfate de fer, le sous-carbonate de potasse, sont-ils l'un et l'autre des agents narcotiques ? Consultons, comme précédemment, les auteurs de toxicologie, pour obtenir la solution de cette question. Nous lisons dans l'un d'eux, page 40 : « Du foie de soufre, du sous-carbonate de potasse, etc.; symptômes de l'empoisonnement produit par ces substances. » Les symptômes déterminés par les préparations dont nous parlons ont la plus grande analogie avec ceux que développent les acides. — Page 55 : « Les acides concentrés agissent avec la plus grande énergie lorsqu'on les introduit dans le canal digestif ; la mort qu'ils déterminent est le résultat de l'inflammation qu'ils développent dans les tissus de ce canal, et de l'irritation sympathique du cerveau et de tout le système nerveux. » Si le sous-carbonate détermine de l'inflammation dans les tissus du tube digestif ; s'il est un poison irritant, M. Lépine a donc imprimé à son traitement une direction contraire du précédent, diamétralement opposée. Mais l'estomac ayant une relation sympathique avec la vessie, sympathique d'irritation dans le fait actuel, l'estomac, irrité par les poisons, ne fomentera-t-il pas l'irritation vésicale ? et, cette hypothèse admise à fortiori, M. le médecin jurisconsulte a-t-il saisi les médications thérapeutiques qu'offrait l'inflammation vésicale ?

Et d'ailleurs, pour agir vésicalement, pourquoi agir indirectement sur l'estomac ? Pourquoi, par la première ordonnance, para-

(1) La voici :

Sulfate de fer, un demi-gros. — Sous-carbonate de potasse, un demi-gros. — Pour dix-huit pilules.

lyser la faculté de l'appareil qui doit présider à la première élaboration des matériaux de la nutrition ? Pourquoi, par la seconde, susciter une action excitatrice morbide par attraction pathologique, tandis que l'appareil, envahi par ses sphères d'attraction et de répulsion électro-vitales elles-mêmes, offrait une voie directe à l'élimination par réaction ?

Voyez l'importance de jalonner l'organisme dans ses diverses sections, de délimiter chacune d'elles, de les doter et de sphère d'attraction et de sphère de répulsion.

Nous terminerons ce parallèle par deux remarques auxquelles on ne contestera pas une certaine valeur d'application.

Vous avez donné pour titre à votre première ordonnance : *Potion calmante*, et vous prescrivez d'en user par *cuillerées*.

La seconde, qui ne porte point de titre, vous la préparez en pillules.

Ainsi, l'une est solide, l'autre liquide : et pensez-vous que le contact soit le même ; la surface stomacale envahie semblablement dans l'un et l'autre cas ?

Vous avez mis un intervalle de quinze jours entre la prescription de la première et de la seconde ; donc l'on est autorisé à admettre cette double hypothèse : ou la potion contenait assez de cuillerées pour atteindre le dix-huitième jour, ou vous avez laissé reposer, pour employer le langage de la faculté, votre malade.

Si la première hypothèse est fondée, votre fiole contenait dix-huit cuillerées, ce qui supposerait que vous en preniez une chaque jour : bien ; très bien pensé ! Combien cette cuillerée de votre potion, pensez-vous, devait avoir d'action sur l'estomac, pour être continue, c'est-à-dire pour qu'il y ait une succession non interrompue de la première évolution à la seconde, de la seconde à la troisième, et ainsi, jusqu'à la dix-huitième ? Vingt-quatre heures, n'est-il pas vrai (je ne parle pas du jour sidéral) ? Or, si vous vouliez donner à votre cuillerée une telle prolongation d'action, il fallait, ou vous opposer à la sécrétion, toujours incessante, des glandes muqueuses de l'estomac, ou entraver, tout le temps de l'évolution, la sécrétion des glandes buccales, dont le produit, traversant le canal, se rend à l'estomac.

Dans la seconde, celle où vous avez laissé reposer l'organe, ne vous apercevez-vous pas que ce temps d'arrêt de l'action de vos drogues sera, pour l'irritation, une période de suractivité, de désorganisation, peut-être bien ?

La troisième ordonnance est datée du 8 juillet 1838. Une once de laudanum, une demi-cuillerée à café dans suffisante quantité de décoction de mauves, voilà une prescription qui donne beaucoup de latitude au pharmacien ; une latitude excentrique à ses attributs ; une latitude toute médicale. Je sais qu'il y a des pharmaciens qui ont beaucoup de tact, et cette perspicacité est importante pour le client, dans ce siècle d'anarchie médicale. On se rappelle que l'un d'eux a eu le courage de refuser la confection d'une ordonnance signée Sédillot, professeur de thérapeutique et de matière médicale (1).

Je crois être dans l'erreur ; ce n'est pas au pharmacien qu'on doit

(1) Dans un de nos précédents pamphlets, nous lui avons accordé un tribut d'hommages en faveur du public.

délivrer l'once de laudanum, mais au client, qui divisera l'once en autant de demi-cuillerées à café, et ces demi-cuillerées à café de laudanum, il les mettra dans une quantité suffisante de décoction de
mauves. Quelle sera cette quantité suffisante? Quoi qu'il en soit, quelle
est l'essence de ce laudanum? voilà, lecteurs, ce que vous devez savoir, parce que je tiens à vous prouver ce que j'ai avancé, c'est que les
dix-neuf vingtièmes des drogues sont vénéneuses.

Le laudanum liquide est une substance très complexe d'éléments, et
la preuve je vous la fournirai par l'extrait d'un ouvrage toxicologique :
« Laudanum liquide, préparé avec l'opium, le safran, la cannelle, le
girofle, et le vin d'Espagne. »

Nous demanderons au savant médecin des épidémies quelle est son
opinion sur cet amalgame monstre. La cannelle, le girofle, le safran,
le vin d'Espagne doivent-ils dominer ou neutraliser l'action de l'o-
pium, ou l'action de l'opium doit-elle surpasser l'action de ces substances? Soit qu'on admette l'une de ces hypothèses, soit qu'on admette
l'autre, il faut admettre que cet agent, complexe d'action, ne remplis-
sait point du tout l'indication qui s'échappait du foyer. En effet, l'affection a été désignée par le nom de catarrhe vésical. Quelle est l'origine du catarrhe? l'inflammation ; et l'inflammation réclame-t-elle les
narcotiques? l'opium réclame-t-il les excitants les plus violents
de la nature, la cannelle, le girofle, le safran, le vin d'Espagne, comme
véhicule de ses excitateurs électriques? et puis la cannelle, et puis le
safran, et puis le girofle, et puis le vin d'Espagne, en contact avec les
parois de la vessie, et y arrivant par voie d'injection! O dix-neuvième siècle! Si vous admettez la suprématie de l'opium, êtes-vous
davantage autorisé à l'employer ?

Recourons encore aux traités toxicologiques pour obtenir les données de la solution :

« *Symptômes de l'empoisonnement par l'opium.* — Les symptômes que l'on observe chez les personnes soumises à l'influence de l'o-
pium ou de son extrait, sont très variables (1). Quelquefois le malade
éprouve un délire qui le porte à extravaguer, puis il tombe dans un
assoupissement profond; dans d'autres circonstances il y a propen-
sion au sommeil, assoupissement; les yeux sont immobiles, languis-
sants, abattus; la pupille dilatée, l'iris insensible à la lumière ; les
muscles des membres et du tronc sont dans le relâchement; il y a
immobilité et insensibilité parfaite. On observe des nausées, des vomissements; la déglutition difficile ou impossible, la respiration interrompue. »

Tel est le tableau qu'un auteur toxicologique (Orfila) a tracé des
résultats de l'opium sur notre organisation, tableau qui eût été plus
animé d'action, s'il eût été plus éloquent d'expression.

L'opium, agent suprême, théocrate des affections nerveuses,
a été employé dès l'antiquité la plus reculée; aux hôpitaux de
Paris, à ceux de province, dans la plus modeste des pharmacies
du plus humble des officiers de santé, l'opium apparaît au premier
rang de l'arsenal. L'opium a été l'un des plus cruels fléaux que
l'art ait fait irriguer sur le terrain de la crédulité publique. Ignorant

(1) Nous donnerons la raison de cette différence.

les lois de l'élimination morbide par inversion d'action polaire, les thérapeutistes, dans les affections aiguës des divers systèmes, ont eu recours à l'action de ce poison. Quel est le patient qui n'a pas au chevet de son lit la potion calmante? Ce sont surtout les modifications pathologiques du système nerveux, des plans viscéraux nerveux, des plans adossés, qui ont été l'occasion de sa plus grande et plus funeste consommation. On l'a employé en friction sur la moëlle; on l'a mis en contact avec la muqueuse stomacale. Quel est le ragoût des grands praticiens dont il n'ait pas été l'un des assaisonnements? Un malade atteint de rhumatisme depuis deux ans, et vivant sous l'influence du traitement ecclectique, a été tellement infecté par cette drogue, qu'actuellement il ne peut lire le soir. A quarante-quatre ans! c'est cruel..... J'en conviens; mais pourquoi y a-t-il, dans la société toute de civilisation, des hommes qui ont un raisonnement si sauvage? L'action de l'opium, mieux analysée dans ses résultats d'application thérapeutique, doit être considérée comme l'une des causes les plus actives de la paralysie du nerf optique; et si l'on remontait à l'origine de toutes les gouttes-sereines (amauroses), on reconnaîtrait que le plus grand nombre a pour cause l'action des narcotiques.

Il y a près d'un siècle que l'on a pratiqué des expériences pour déterminer le caractère des propriétés de l'opium; il résulte de ces expériences, consignées dans le précieux recueil publié par Vandermonde en 1758, que l'opium, injecté dans l'estomac et les intestins de grenouilles, affaiblit d'abord, puis anéantit entièrement la sensibilité et la faculté de se mouvoir, non-seulement dans les parties auxquelles il est appliqué, mais encore dans tout le corps.

Du plus grand des docteurs, voilà ce qu'il en reste.

L'expérience éclaire; mais la clarté ne frappe point l'attention des hommes qui ne s'élèvent point à la généralisation d'idées, tout intéressés qu'ils soient, d'ailleurs, à l'acquérir par leur position de santé; et la position sociale souvent n'est-elle pas dépendante de cette position de santé? C'est pourquoi l'ironie peut braver l'art avec la plus grande sécurité; mais il est imprudent, très téméraire, de braver la science, la science étant le principe de la vie par harmonie de fonctions, et l'art (le savoir-faire) celui de la mort par dissociation de fonctions.

Ainsi il importe de ne point confondre, dans toute élection de tout directeur, pourquoi pas dictateur? le charlatan du praticien proprement dit. En effet, malheur à celui que les préjugés aveuglent! au plus haut degré de la renommée, il y trouvera les favoris de la fortune, la couronne d'or sur le front et le bâton de l'aveugle à la main.

Voulez-vous des actes? Un maître de forges est atteint d'un rhumatisme; il a pour allié un médecin titré, chef de clinique, professeur de thérapeutique, grand d'origine, praticien de la capitale; mais il a eu trois enfants malades, et tous trois sont descendus dans la tombe.

De tels événements font naître la défiance, inspirent la terreur; mais tout malade doit se confier à un praticien : ce précepte est inscrit dans le livre du destin.

M............, avocat de cette ville, porte des tumeurs au bras; ces

tumeurs sont incisées, enlevées par le tranchant du docteur gendre ;
l'affection du bras s'accroît, et la science du gendre devient faillible à
la perspicacité du beau-père, qui n'ose, voyez l'impudence ! se confier au bistouri de la faculté type. M. Jansoul (1) a été l'opérateur dé-
signé, comme il devait l'être, de M. le vétérinaire Munier.

Bichat a créé l'anatomie générale, et Bichat est mort, à 32 ans,
d'une fièvre cérébrale ! Broussais, après Thomassini, a émis l'opinion
remarquable que les fièvres ne sont que la traduction de l'érection des
foyers viscéraux, et Broussais est mort, à 64 ans, d'une irritation viscérale qui fut combattue par les sangsues à l'anus, par les saignées,
et à la suite de ces applications de sangsues répétées, le réformateur a
été exposé à des hémorrhoïdes, les hémorrhoïdes sont devenues le siège
de tubercules qui ont été opérés, et Broussais a succombé le len-
demain de l'opération. Un médecin de notre ville invente la pâte
pectorale amygdaline, et le docteur Pingeon succombe à l'inflammation des amygdales. C'est ainsi que la médecine d'application pro-
gresse, et c'est par suite de cette progression d'idées que Mme de
Beuvrand a été enlevée en trois jours de cette affection, et c'est toujours par progression d'idées que M. Pâris a pratiqué à Mme C.......
V...... la resection des amygdales, comme le même opérateur l'a pratiquée précédemment à Mme D.....

La mort de Mlle M......, mort rapide, mort convulsive, mort épou-
vantable, doit éveiller l'attention d'une administration bienveillante,
d'une administration paternelle. Nous ne vivons probablement plus
dans un siècle où l'égoïsme étouffe le sentiment de l'humanité ; dans
un siècle de déprédation, où l'existence est exploitable comme le sol,
que le Créateur a donné à tout être pour en jouir dans la proportion
de ses forces physiques, dans la proportion de sa puissance intellectuelle. Notre siècle a succédé à celui des philosophes du dix-huitième
siècle : il en doit recueillir l'héritage, l'appliquer à toutes les branches des connaissances humaines. Vous avez vu l'industrie se développer comme un torrent sur la voie du progrès ; vous avez été té-
moins des brillantes découvertes qui ont enrichi les sciences physiques dans la première période de cette ère toute de régénération ;
vous avez applaudi aux travaux des hommes de génie qui les ont ar-
rachées à leurs méditations ; vous les avez quelquefois favorisés : mais
qu'avez-vous fait pour la plus noble de toutes, pour la médecine ; pour
cette science qui doit conserver les êtres, favoriser leur développement
et physique et intellectuel ; pour cette science qui doit constituer les
êtres d'éléments robustes, d'éléments qui puissent résister aux atteintes des agents désorganisateurs ? M'objecterez-vous que dans la cité
de centralisation, toute question médicale a été agitée comme étant
le plus savant des mondes possibles. Voilà l'assertion que je contes-
terai théoriquement par l'analyse, pratiquement par les malades traités par ses quinze cents médecins.

(1) M. Jansoul a été tout aussi pathétique que MM. les notables de
la Faculté dans ses consultations. Les bains, le régime : oh ! le régime,
qu'il soit sévère ! c'est la base des thérapeutistes ecclecticiens ; et les
ecclecticiens, vous le savez, sont grands partisans des ordonnances à
la Lépine ; et les ordonnances à la Lépine, quelle horrible confusion !

Partant, docteur professeur, docteur chef de division à l'hôpital, docteur secrétaire général, l'incitablité générale de Brown comme propriété générale, a-t-elle raison? la sensibilité et la contractilité de Bichat appliquées aux divers systèmes comme propriété générale, ont-elles raison? la contractilité comme propriété unique de Broussais, a-t-elle raison?

Et la zootomie a-t-elle raison de conclure d'un organe lacéré, divisé, arraché à l'organisme, à sa fonction physiologique, qu'elle soit d'ailleurs pratiquée par un membre de l'Institut, professeur au Collége de France, chef de division à l'Hôtel-Dieu de Paris?

Et les saignées générales (ouverture de la veine), et les sangsues *loco dolenti* (appliquées sur la surface la plus rapprochée de l'organe enflammé), et la digitale pour les palpitations de cœur, et l'acétate de fer pour les pulsations anormales des artères, du professeur à la Faculté de Paris, du membre de l'Institut, du décoré, du député Bouillaud, ont-ils raison?

Et les purgatifs de l'an de grâce 1835 du docteur Andral, professeur à la Faculté de Paris, décoré, membre de l'Institut, et les saignées générales de l'an de grâce 1839 du même professeur, ont-ils raison?

Voilà vos autorités; autorités imposantes, affirmerez-vous, parce qu'elles sont à l'art médical ce que Marie, Ledru-Rollin sont à l'élite du barreau dijonnais. — Voilà précisément ce que je conteste, par la pratique des grands dignitaires (voy. l'*Analyse introduite aux Hôpitaux de Paris*), par la discussion des opinions émises par ses auteurs (*Analyse,* etc.).

Et le traitement de Bouillaud n'est-il pas ecclectique, et le traitement d'Andral brousséiste? et cependant ces deux praticiens, qui ont alternativement porté le sceptre de l'art, se sont retranchés, l'un dans le camp brousséiste, l'autre dans le camp ecclectique. Comment des professeurs, qui ont la mission sacrée d'instruire, ont-ils pu se jeter dans une telle divagation de principes?

Un auteur moderne a essayé de rappeler de l'exil cet agent (la saignée), que tant de revers ont proscrit. Appuyé de sa position de professeur à la Faculté de Paris, de chef de clinique, de membre de l'Institut, de député même; protégé par les colonnes d'un journal, Bouillaud a prédit à la saignée de hautes destinées; Bouillaud lui a promis le premier rang dans la hiérarchie des agents thérapeutiques.

Cette opinion, quel que soit le prestige de son atmosphère, ne sera pas pour nous une autorité. Pour juger philosophiquement un agent dans ses fonctions de modificateur thérapeutique, il faut interpréter chacun des anneaux de la chaîne des indications s'élevant des réseaux pathologiques d'un organisme fonctionnant sous l'empire de la loi de dissociation; et pour arriver à ces connaissances, il fallait posséder des notions préalables, des notions inconnues à Bichat, inconnues à Broussais, inconnues à Bouillaud, quoique plus avancé, selon ce professeur, sur la voie du progrès, comme il l'insinue à chaque page de ses ouvrages (1). Il fallait, le scalpel à la main, prouver

(1) C'est ce que nous contesterons en présentant l'analyse de ses œuvres.

que tout être organisé, quelle que soit la classe, l'ordre, le genre, l'espèce, avait été créé dans l'esprit d'un système unique de constitution, unique de fonction, mais variant par les modifications de ses éléments, dans chaque classe, chaque ordre, chaque genre, chaque espèce, d'après le milieu où tout être est appelé, par l'ordonnance du Créateur, à parcourir l'évolution de fonction qui constitue son existence.

De la mousse infime au colosse du mont Liban, de l'infusoir à l'homme, parcourez les divers degrés; de ces échelles immenses, étudiez les séries, et tout être apparaîtra à votre observation, dirigée par l'induction si puissante dans l'investigation de l'enchaînement des faits, avec un ou plusieurs axes, selon la complication des appareils qui doivent concourir à l'évolution par congrès de fonction; chaque axe aura ses pôles, chaque pôle ses zones départementales, et ces zones départementales de chaque pôle seront viscérales, seront des plans adossés, et chaque zone de chaque pôle aura ses attributs de constitution, ses attributs de fonction; ses attributs de constitution seront ses éléments fonctionnels; ses attributs de fonction seront destinés à mettre en rapport chaque appareil avec l'agent provocateur de sa fonction; de l'osculation de ces deux éléments de fonction (aptitude organique, manifeste excitateur) résultera pour toute fonction dans tout appareil, un dualisme par action et par réaction (1). Le congrès d'activité par évolution de fonction d'appareil étant successif et alterne par fonction polaire viscérale, par fonction polaire des plans adossés, chaque appareil de chaque fonction sera doté d'aptitude attractive,

(1) Et cette répulsion et cette attraction sont constamment en rapport d'activité dans toute relation de tout corps. Augmentez la puissance attractive, diminuez la puissance répulsive, et les rapports changent, et les relations se permutent.

Dans les corps célestes comme dans les corps terrestres, soit organisés, soit inorganisés, attraction et répulsion par pondération d'action à pondération de réaction : voilà le dualisme universel, principe de tout mouvement de tout corps, élément de toute loi, physique comme organique, sociale comme antisociale.

Tout est là, tout est enchaîné : tout est moteur, tout est mobile dans l'organisme. Vaste champ d'exploration, quel génie en a découvert les ressorts; quelle imagination en a harmonisé les sphères d'activité, en établissant les rapports du monde physique avec le monde organique? Depuis Hippocrate, combien de plumes se sont exercées à décrire l'histoire de l'homme! et cependant, de tous ces travaux quel est l'ouvrage qui résistera à la flamme de l'analyse, quand elle sera dirigée d'après les principes de la philosophie universelle?

On a dit que l'attraction était la loi du monde physique; cette opinion n'est point l'expression des faits. En effet, le monde physique moléculairement considéré, démontre à l'évidence la fausseté de cette assertion. En admettant l'attraction comme puissance unique de l'harmonie des corps existants, on arrive à l'abîme, au chaos : si la répulsion n'était point opposée à l'attraction, tous les corps se précipiteraient en raison de leur masse, et le monde ne serait qu'une agglomération unique.

d'aptitude répulsive, comme chaque agent corrélatif aura ses manifestes attractif et répulsif également en érection, et de l'harmonie de
l'action du manifeste excitateur à la réaction de l'aptitude, seront
suscitées les lois organiques, à pondération d'effet vital par antago-
nisme d'action et par réciprocité d'énergie.

De leur désaccord d'activité engendré, soit par l'intensité, soit
par la durée d'action du manifeste relatif prolongée au-delà de l'acte
fonctionnel assigné à sa période d'évolution, soit enfin que les apti-
tudes ne soient plus en rapport avec les manifestes vitaux, aux lois vitales par pondération d'action à pondération de réaction succéderont
les lois par rupture, les lois par dissociation; et les lois par dissociation produiront des résultats organiques qui différeront selon
qu'elles auront été excitées par un manifeste excitateur attractif ou
par un manifeste excitateur répulsif. Dans le premier cas, l'irritation
avec ses orages, l'inflammation avec ses tempêtes, apparaîtront dans
l'organe qui sera le théâtre du dualisme par rupture d'aptitude attractive à aptitude répulsive. La congestion, la tuméfaction, la douleur
envahiront l'appareil, le menaceront ou de l'asphyxie ou de la désorganisation. Mais, praticiens incrédules, la colonne sanguine n'a point
été augmentée par l'inflammation; par ses voies afférentes et defféren-
rentes, elle a été déviée dans son évolution, enrayée dans son cours
vital.

Voyez le patient saisi d'un frisson glacial, cette peau terne et livide,
cette condensation de fibres musculaires, ces cylindres osseux se co-
arctant; voyez la nutrition se pervertir; voyez l'évolution des appareils
s'altérer; et quelle est donc la cause de cette perturbation? la répulsion
pathologique, qui dévie les fluides de leur cours en les refoulant; l'attraction morbide, qui les concentre sur les plans éréthisés. Voilà les
deux principes qui se prêtent un concours mutuel.

Refoulé des plans adossés, attiré sur les plans viscéraux, le sang y
devient l'élément et actif et incessant de la désorganisation; il importe
donc de le dévier. Mais comment le déviera-t-on de cette marche
morbide? en éliminant de l'appareil la puissance qui l'y appelle, qui
l'y fixe. Remplirez-vous cette indication par les saignées, docteur
Bouillaud; l'éliminerez-vous par les sangsues à l'épigastre; l'éliminerez-vous par la glace à l'extérieur; l'éliminerez-vous par la glace à
l'intérieur; l'éliminerez-vous par vos bains chlorurés; l'éliminerez-
vous par la tisane de chlorure de soude; l'éliminerez-vous par la
diète? Votre saignée générale (ouverture de la veine), vous en êtes-
vous expliqué le mécanisme? Pardonnez à votre très humble admi-
rateur une question aussi indiscrète: vous êtes si élevé de position!
ma plume si humble de réputation!..... Mais j'ai des sens qui sont
avides d'investigation; permettez-leur de palper la vérité s'échappant
de la bouche de l'oracle de la Faculté de Paris.

D'abord, quelle est la tendance de la nature dans toute affection?
l'élimination. Comment s'opère toute élimination? par réaction; et
toute réaction a ses conditions, et ces conditions leurs éléments de
confection et dans la trame de l'appareil qui est le siège de l'activité
morbide, et dans la trame destinée à devenir le siège de l'élimination;
ces conditions sont, dans la première une puissance de réaction, dans
la seconde une puissance de réception, et les éléments de la réaction

et les éléments de la réception procédant de la situation respective des appareils où doit s'opérer le flux et le reflux de la vitalité morbide; et cette situation elle-même a son principe d'action dans l'activité organique, et l'activité organique a sa vibrance de *consensus* d'activité dans ses éléments. L'énergie percevante n'est-elle pas en rapport avec l'acte artériel, et l'acte artériel avec l'acte ganglionique, et l'acte ganglionique avec l'acte nerveux? L'acte nutritif de ces éléments n'a-t-il pas ses relations fixées à l'acte veineux, à l'acte absorbant, à l'acte du tissu annexé à la fonction départementale, à l'acte du tissu destiné à favoriser l'évolution par glissement de plans? et toute action départementale a son axe propre (ganglionique), a son axe commun (cérébral).

Et c'est l'axe ganglionique qui préside à la nutrition; et c'est l'axe cérébral qui préside à l'évolution d'activité départementale par congrès d'action; et le congrès d'action s'opérant par une oscillation perpétuelle du mouvement vital des plans viscéraux aux plans adossés, l'axe ganglionique, comme l'axe cérébral, aura son ministère fixé aux zones polaires viscérales et aux zones polaires des plans adossés.

Et c'est dans de telles occurences vitales que vous saignerez (et vous tirerez trois palettes de sang), M. le professeur de clinique; c'est dans de telles occurences que vous placerez trente sangsues à l'épigastre, avec écoulement ultérieur, écoulement favorisé, M. le membre de l'Institut; et c'est dans de telles occurences vitales que vous prescrirez un bain chloruré; et c'est dans de telles occurences vitales, M. le chevalier de la Légion-d'Honneur, que vous prescrirez le chlorure de soude à l'intérieur; et c'est dans de telles occurences vitales, M. le député, que vous prescrirez la glace sur le ventre et à l'intérieur?

Voilà cependant la traduction de ces grands principes de thérapeutique dont la découverte a retenti par tout le globe. Les saignées répétées coup sur coup, voilà ce que l'on a appelé à Paris, le Parnasse de la science, formuler l'art (1).

On dira : Paris est le gouffre de l'intelligence; tout homme distingué dans sa carrière ne peut résister à ce centre d'attraction. Voyez son barreau : quelle supériorité! Dupin (Philippe) n'a-t-il pas anéanti de sa logique foudroyante l'élite de votre barreau? Ils étaient quatre, et seul il les a vaincus! Guyton, Chaussier, qui ont tant honoré, par leurs travaux, leur patrie, l'un deux fut condamné par la camarilla à user son existence dans l'extraction des dents. Quel peuple barbare a-t-il jamais livré le génie de la patrie à une telle humiliation! A-t-on élevé des monuments à Guyton, à Chaussier? Sur quel autel fume l'encens de la reconnaissance?

Dans cette ville où la nouveauté orgueilleuse tyrannise la pensée; dans cette ville où trois docteurs ont reçu les honneurs de la centralisation parisienne; dans cette ville où l'éclat du barreau parisien a fasciné l'attention, on a cru à la science magique du doc-

(1) Les limites assignées à ce pamphlet ne nous permettent pas de discuter les prétentions de Bouillaud dans l'analyse de ses travaux; nous lui paierons le tribut d'hommages que réclament ses découvertes.

teur chef de clinique (Salgues) ; on n'a aperçu de salut que dans le mortier du docteur professeur de thérapeutique et de matière médicale (Sédillot) ; on a confié le salut de tout un bataillon dévoré par l'épidémie, de toute la ville menacée d'être enveloppée par la contagion, à un professeur qui a passé toute son existence médicale à l'étude des réactions moléculaires inorganiques (Séné).

Et le mortier du pharmacien n'est point le mortier du thérapeutiste. Cette assertion sera prouvée lors de la lutte qui s'engagera prochainement ; il faut enfin que la vérité triomphe. Mais en attendant consultons la pratique des hommes du jour.

Ah ! docteur Camus, vous êtes définitivement un grand praticien ; il y aurait vraiment folie à vous le contester ; il faut à la loi de l'évidence se rendre, quand les faits formulent son langage.

Trois ouvriers, atteints tous trois d'affection pectorale, sont tombés, par héritage de quartier, dans le patrimoine de votre clientèle. L'un d'eux a renoncé à satan, à ses pompes, à ses œuvres ; maintenant, que l'équilibre lui soit en aide, il s'est fait croyant ! Les deux autres, oh ! les deux autres sont imperturbables de croyance ; il est vrai que vous avez été magnanime de dévoûment à leur chevet, d'un dévoûment tout romain. Hé quoi ! avez-vous dit aux clients, votre existence avant tout. Qu'est-ce que ce chétif être que l'on appelle docteur, si ce n'est le serviteur très humble de vos très respectueuses volontés. L'art est fautif individuellement, mais collectivement il est fort de toute la puissance de ses membres. Appelez en consultation nos confrères les professeurs, et à l'instant, de par la faculté, vous êtes délivré de vos crachats, de vos pituites et autres accidents, comme le disent les auteurs de remèdes secrets. Mais les consultants se résument et les collègues accusent l'impéritie de l'art : ce ne sont point les pilules, ce ne sont point les lochs, c'est le printemps qui vivifiera l'être dégradé par l'art. Bravo, bravissimo, docteurs : l'immortalité recueillera votre pensée.

Deux instruments (je passe sous silence l'arsenal des rétrécissements) ont été d'un grand secours au charlatanisme, toujours propagateur des spécialités : j'entends parler du *sthétoscope ;* j'entends parler du *speculum.* L'un (le sthétoscope), plus innocent, quoique fort indiscret ; l'autre (le speculum), indiscret et barbare, a été employé dans deux circonstances atroces, chez une dame grande et blonde, et chez une autre de taille moyenne, et brune. Mais quand l'on vous supplie !..... mais quand l'on vous conjure !..... mais quand les larmes coulent des yeux !..... mais quand les forces faiblissent !..... mais quand le teint se décolore !..... mais quand la femme s'évanouit !..... ah ! pitié pour elle !.....

Mme Coq... a succombé à un état d'exténuation effrayant ; et cet état de marasme si cruellement acquis, si chèrement vendu (1), docteur Laville, est un outrage à la nature ; à la nature, qui créa l'être humain intelligent, qui le créa pour dominer la nature et se dominer lui-même dans ses écarts et physiques et intellectuels. Par son instinct, l'homme

(1) Quatorze cents francs ! le traitement allopathique non compris. Rançonnant ainsi ses clients, on évite la besace des inscriptions.

est conservateur, vous le savez ; mais cet instinct de conservation, il le partage avec tous les êtres animés : c'est l'instinct de la propriété, c'est l'instinct despotique ; c'est l'instinct du plus fort ; c'est l'instinct du pot de fer. L'instinct qui lui est propre plus spécialement, l'instinct intellectuel, c'est l'étude de soi pour la conservation des autres : voilà le grand, voilà le noble attribut de l'être que Prométhée anima de l'étincelle divine. l'instinct qui rapproche l'homme de l'homme, l'instinct qui crée les sociétés, l'instinct progressif, qui porte l'homme d'honneur à faire le sacrifice d'une utopie en faveur de la société, dont il doit s'étudier à être l'un des membres les plus utiles. Et n'est-ce pas, docteur Lavillé, être utile à la société, que de lui faire le sacrifice de son existence ?

Etiez-vous, docteur homœopathe, mu par de tels principes, par des principes aussi magnanimes, lorsque vous m'avez succédé dans le traitement de M. Berthet ? Je ne le pense pas, et voici les motifs de mon affirmation négative : Les faits vous ont démontré à l'évidence que ma pensée, considérée sous le rapport théorique comme sous le rapport pratique, est vraie ; et vous savez que le vrai est de tous les temps et de tous les peuples, et le vrai de tous les temps, de tous les peuples, est le puissant de la terre ; or, si le système des attractions est vrai, le système homœopathique, le système *loco dolenti* avec dépression de la colonne sanguine, est faux. Si le système d'Hahneman est faux, si le système de Broussais est faux, en traitant M. Berthet vous avez donc commis un attentat à la société ? C'est encore là que nous allons vous prouver logiquement, prouver par le parallèle des résultats obtenus par la mise en scène du système *loco dolenti* (Broussais) et du système des attractions et répulsions électro-vitales par pondération d'action à pondération de réaction développée et sur les sphères d'attraction et sur les sphères de répulsion des foyers organiques, sur le malade qui est actuellement en votre possession homœopathique.

M. Berthet était jeune de constitution, vigoureux de santé. Appelé à lui donner des soins, je le trouvai dans l'état le plus déplorable. Tout d'abord j'observai l'extérieur de cette riche constitution, riche, mais dégradée pendant quatre mois de traitement : Une pâleur mortelle régnait sur la face, dont les traits étaient déjà cadavériques ; la peau était terne, son action pervertie ; la fibre musculaire absorbée par les foyers intérieurs ; les os déprimés dans leur cylindre, également par l'attraction morbide. Dans toute l'épine, une douleur atroce, douleur qui dominait également les épaules, mais davantage la droite. La tête, déviée de l'axe crano-spinal, était fixée, par le malade, par des oreillers placés latéralement. La poitrine était tellement envahie par l'irritation, tellement menacée de désorganisation, que le malade expectorait cinq à six cuvettes par jour de crachats tuberculeux. Le sommeil était interrompu par des rêves affreux, qui jetaient le malade dans des syncopes effrayantes. Les crises nerveuses, fréquentes, contraignaient le malade à se courber. Le malade désirant changer de lit, était transporté par quatre personnes, qui tenaient chacune un angle du drap. L'appétit était anéanti depuis plus de trois mois. Enfin, sa position était tellement désespérante et désespérée, que M. Salgues a dit qu'on ne devait plus rien en attendre.

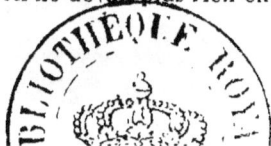

2

Eh bien ! vous qui avez osé rectifier l'erreur ecclectique du professeur de clinique, du membre de l'académie dijonnaise ; vous qui avez préjugé assez de vos forces homœopathiques pour rectifier l'erreur des attractions, dites-nous quelle est l'essence de l'affection Berthet ; dites-nous quels appareils d'organes sont envahis ; dites-nous quelles indications présentent et l'essence de l'affection et le siège des foyers. Prenant la direction ultérieure de l'affection, vous avez dû anéantir jusqu'aux vestiges du traitement préalablement appliqué, et cependant vous avez répondu au malade, qui vous demandait s'il fallait continuer les centres d'excitation, vous lui avez répondu qu'il fallait non-seulement les conserver, mais les entretenir. Ainsi voilà la constitution de Berthet, comme celle du jeune Duthu, sous l'empire d'une double excitation : excitation des plans viscéraux, excitation des plans adossés.

Et cette double excitation, vous vous rappelez ce qu'elle a produit chez Duthu le fils, ce qu'elle produira chez tous ceux qui y seront soumis ; je sais qu'elle est celle des ecclectiques (allopathes) ; vous savez aussi qu'elle a été blâmée d'Hahneman. Dans votre période de gloire, vous étiez sévère sur toutes les excitations extérieures : à l'instant vous les congédiez, sans pitié pour le client, sans pitié pour le docteur. Quels sont les motifs d'une telle discordance dans votre pratique ?

Analysant la pensée d'Hahneman, votre pratique, par son application, m'a été d'un grand secours, docteur Laville, pour battre en brèche l'édifice homœopathique par le bélier de l'expérience ; je vous en exprime, docteur Laville, une gratitude publique.

De quelle puissance vous avez armé ma dialectique, par vos revers toujours nombreux, toujours probants ! Nous avons vu l'infinitésimalité, filtrant à travers les trames, substituer à une inflammation pulmonaire une affection de la moëlle, suivie d'une gibbosité, suivie d'une paralysie des membres, suivie d'un balonnement du ventre. Nous avons également vu l'action homœopathique, puissante de métamorphoses, convertir un rhumatisme en une atrophie des organes génitaux, en une paralysie des extrémités.

Aujourd'hui la scène change ; aujourd'hui l'action se généralise par plan attractif, par plan répulsif, mais n'opère point de conversion morbide. Mme Mon.. et Mme Coq... ont subi la destinée commune aux partisans de l'homœopathie et de l'allopathie : vaincus et vainqueurs ont arboré l'étendart de leur foi médicale sur la constitution de ces deux patientes, atteintes d'affection aiguë. Bientôt elles ont vu leur maladie prendre l'aspect chronique, terrain non encore défriché, mais que l'art a fertilisé par le germe fécondant des ordonnances allopathiques et homœopathiques. Pendant trois ans qu'a subsisté l'affection de Mme Coq..., combien de visites, docteur Gruère, combien d'ordonnances lancées de la main du docteur au laboratoire du pharmacien ; combien de craintes, d'espérances se succéderont dans la pensée toujours agitée, toujours convulsive, de la malade ! Trois ans, docteur secrétaire-général ; trois ans, docteur Laville de Laplaigne ! Et quelle constitution, fût-elle celle du crotoniate Milon, fût-elle celle d'Hercule, résistera à l'arsenal homœopathique, résistera aux applications *loco dolenti* du Val-de-Grâce ? Voyez l'action toxicologique sur le plan et buccal et stomacal et intestinal ; voyez l'action attractive (sangsues) appliquée sur le plan cutané suscordial, et, par réverbération d'action consécutive cordiale, marcher sur des centres communs, ganglionique et cérébral ; voyez l'organisme devenant le théâtre de ce dualisme d'action ; voyez l'organisme, et par les zones polaires viscérales de l'axe médian, et par les zones polaires viscérales de l'axe antéro-crano-jugulo-facial, s'insurger, et le cœur se débattant dans d'horribles convulsions, et la matrice s'épuisant dans d'abondantes sécrétions anormales, la matrice cédant aux ulcérations qui dévorent sa trame. Qu'avez-vous, docteur Laville ; qu'avez-vous, docteur Gruère, et respectivement dans vos attributions allopathiques et homœopathiques, avisé pour abattre cette tempête qui déjà menaçait de jeter sur les rescifs de l'art cette constitution démantelée par vos poisons, démantelée par vos imprudentes applications ? Et vous êtes docteur ! oui, de par l'art, mais non de par la science. Ouvrez donc ce livre, dans lequel on n'a jamais su lire (1) ; méditez-en les pages immortelles comme le monde, dont il explique le mécanisme : et alors vous serez docteur, et alors vous serez secrétaire-général du Tout-Puissant ; de sa pensée divine vous serez l'interprète.

Echo des temps passés, de la vieille antiquité votre pratique porte sur son front orgueilleux les barbares cicatrices.

A l'exemple de ces dames de bienfaisance qui visitent les malades, qui soulagent leurs douleurs de leurs bienfaits, visitez aussi les indigents, tendez-leur une main secourable, sympathisez avec leur malheur, en appliquant les revenus de la ville à leur situation de détresse, en accordant des secours à domicile ; avant tout, soyez citoyens ; de votre cité soyez-en les pères ; n'en êtes-vous pas les administrateurs ? et à ce titre ne leur devez-vous pas une protection de tous les moments, une sollicitude de tous vos instants ? Vous avez élevé un monument académique, vous avez construit une école secondaire ; vous avez élevé un hôpital, créé un jardin botanique, construit un hôpital destiné aux aliénés ; vous avez construit des palais aux administrateurs ; vous avez embelli la ville, et vous avez oublié de souscrire à la plus noble des missions, à celle de la philantropie ! Il est des malheurs qui ne se réparent point. Il n'en est pas de la vie des hommes comme de l'existence des édifices : l'ouvrier répare, consolide le monument dégradé par les flots du temps ; le docteur-professeur ne peut donner l'éclat du jeune âge à la vie altérée du père de famille.

Représentez-vous un homme à la tête d'un établissement public. Il ouvre un cabaret ; sa bonne conduite, l'esprit d'ordre l'achalandent ; il y fait ses affaires. Le démon de la vie le saisit : un catarrhe, les convulsions s'associent ; à son existence ils font brèche ; quatre mois de tortures lui arrachent autant de soupirs que le temps de secondes.

Une ouvrière en chemises éprouve de violentes douleurs à une dent ; elle confie sa mâchoire à un dentiste : la voisine de la dent endolorie est saisie, elle résiste à l'effort du dentiste, qui le récidive ; ce n'est plus alors la dent qui cède, c'est un des fragments de la branche

(1) J'entends parler de la médecine.

maxillaire inférieure. L'inflammation, la suppuration, l'expulsion à travers les parois de la bouche se manifestent, et après l'expulsion une fistule se déclare. Tandis qu'elle était sous le fait d'une atroce convalescence, elle se heurte la région coronale contre l'angle de sa cheminée : les téguments cutanés sont incisés, l'os coronal brisé, les membranes cérébrales contuses ; un dépôt se forme, il s'abcède, et le cerveau demeure en contact avec l'air. Ah! vous qui avez l'ame compatissante, vous demanderez grâce, pour cette infortunée, au destin qui l'opprime. Mais tout malheur est précurseur d'un nouveau malheur : dans l'altitude qu'elle fut contrainte d'accepter par suite de ces accidents, son menton reposait sur la sommité de la poitrine tout le temps qu'elle cousait. Ce contact prolongé détermina neuf dépôts, qui se vidèrent et se cicatrisèrent tardivement, et ces cicatrices ne s'étaient pas encore complétées, que l'incurvation de son corps, également forcée par la disposition des organes affectés, lui fit éprouver dans la région du foie des douleurs cruelles.

Une jeune fille de vingt ans a des douleurs rhumatismales aux extrémités ; ces douleurs disparaissent ; des palpitations leur succèdent ; après quelques mois de ces contractions violentes du cœur, une paralysie apparaît du côté droit.

Voyez l'enchaînement d'affection, et de cet enchaînement vous en conclurez qu'il importe d'arrêter le mal à son origine. Mais comment l'arrêterez-vous? Sera-ce les saignées locales (*loco dolenti*), comme le réformateur Broussais les appliqua au Val-de-Grâce et les conseilla dans ses ouvrages? sera-ce les saignées générales, comme il les pratiqua également au Val-de-Grâce? sera-ce par les ordonnances conçues dans l'esprit des ordonnances du docteur Lépine, et comme on les fabrique dans les hôpitaux de Paris? mais vous avez vu leur portée organique, mais vous connaissez leur résultat, que nous confirmerons ultérieurement par la continuation de l'analyse des ordonnances Turpin.

Maintenant que le système des attractions et répulsions électro-vitales s'est annoncé à la terre avec ses convictions de théorie, avec ses convictions de pratique ; maintenant qu'il peut produire ses garanties par ses résultats (1), vous devez vous-mêmes l'introduire dans la classe qui a besoin de guérir promptement et par des moyens peu dispendieux.

Il est dans cette classe des temps de chômage qui compliquent la position du père de famille ; les imprimeurs, par exemple, ne travaillent pas à certaines époques de l'année, et vous savez combien vos droits ont augmenté la cherté des vivres.

Ces considérations doivent vous engager à aviser aux moyens de mettre les sangsues à la portée de cette classe de la société, en faisant baisser leur prix ; et vous le pouvez d'autant plus facilement, que vous avez à votre disposition des réservoirs ; établissez un éducateur.

Mais voyons les résultats obtenus par l'application du système *loco dolenti* et de la saignée répétée coup sur coup.

---

(1) Je l'ai prouvé à l'évidence par les faits ; il n'y a qu'une seule médication possible, et cette médication comprend deux ordres d'agents, les attractifs et les répulsifs. Dirigés dans l'esprit de la méthode nouvelle, ils suffisent à l'exigence de toutes indications.

Le médecin des prisons (M. Lépine) avait été appelé à voir une dame en couches. Cette dame tombe paralytique d'un côté du corps ; on lui conseille d'allaiter. Les accidents s'aggravent ; on la traite d'après la méthode des hôpitaux de Paris. Aucune amélioration dans sa position ne se dessinant, on appelle M. Vétu, qui approuve le traitement dans toutes ses directions. La paralysie se complète. Je suis appelé après quinze jours d'absence de M. Lépine, qui, considérant la position de Mme M..... comme désespérée, s'était retiré. Comment se fait-il qu'après un mois de traitement de la méthode nouvellement implantée ; comment se fait-il que, Mme M..... étant en pleine convalescence, M. Vétu vienne s'informer de sa santé, demander le traitement qui a été employé par son successeur ; comment se fait-il que M. Lépine, après six semaines de traitement, arrive chez la malade, lui demande du papier, de l'encre ? — Et pourquoi, M. Lépine, ce papier, lui dit Mme M.... ; pourquoi cette encre ? — Pour avoir du sparadrap, pour avoir de la pierre à cautères. — Pourquoi cette pierre, pourquoi ce sparadrap ? — Pour vous établir de petits cautères. — M. Lépine, je n'ai pas besoin de vos soins : c'est fait déjà dès longtemps. Vous êtes bien ridicule..... après six semaines que vous m'avez abandonnée, de venir m'offrir de tels moyens ; pourquoi ne me les proposiez-vous pas dans le commencement de ma maladie ?

MM. les docteurs professeurs, docteurs académiciens, docteurs, etc., etc., pour mettre en rapport le public avec toutes vos dignités, quand vous êtes appelés auprès d'un malade qui a été traité par la méthode des attractions et répulsions, comment procédez-vous alors ? suivez-vous l'exemple de M. le médecin des épidémies, de M. le médecin jurisconsulte ? Oh ! non, et la preuve, M. Bazard nous l'a fournie chez une de ses clientes d'aujourd'hui, qui fut notre malade d'autrefois.

Nous nous sommes trouvé, pour la première fois, à une cérémonie que l'on est convenu d'appeler consultation ; et nous avons été appelé à y figurer dans des circonstances, qu'il importe à un chef de secte de rappeler. Il est bon, pour précédent, de noter qu'il est des clientes qui font de leur médecin ce qu'elles pratiquent de leur linge : quand elles l'ont sali, elles le confient à des patients qui ont assez de tact pour le blanchir ; alors, si l'occasion se présente d'en faire usage, elles s'en parent un instant, puis l'abandonnent de nouveau. On doit d'autant plus blâmer cette manie des clientes, que par leur profession la nouveauté est leur guide.

Je ne vous parlerai pas du nom de la cliente ; je ne vous parlerai pas de son âge. Ce sont de ces banalités d'auteur avec lesquelles on a fait des volumes ; banalités de spéculation, comme les préfaces, les discours préliminaires, les avant-propos et autres niaiseries de pareille espèce. Vous produisez : lancez votre pensée comme l'astre darde ses rayons ; développez-la comme la terre développe ses germes ; que votre pensée ait la fraîcheur d'un rayon de l'aurore ; que votre style ait l'éclat du bouton qui s'épanouit à son osculation. Comparez Lacépède à Buffon ; comparez Bernardin de Saint-Pierre à Rousseau ; comparez Dumas à Byron ; comparez Bouillaud à Broussais ; comparez Broussais à Gall (cranologie).

L'affection de Mme.... était l'affection de Garandet de Pâques ;

l'affection de Mme.... est l'affection de M. Bert... ; est l'affection du jeune Cail..., implantée à sa constitution par la greffe homœopathique ; est l'affection de Ros...... de Lamargelle ; est l'affection de Mme..... de Prenois ; est l'affection qui a la plus grande analogie avec celle de M. Lenclud, avec celle du fils de M. Napoléon ; avec celle de M. le J.; avec celle de M. M....; est l'affection qui a, comme nous le démontrerons par l'identité de traitement, la plus grande analogie avec les fièvres typhoïdes, sur lesquelles on a tant écrit et conséquemment tant divagué, qu'on tapisserait la salle de Flore des nombreuses élucubrations qui ont paru sur cette affection, à laquelle on a donné le caractère du monstre d'Horace.

Traitée, vous le savez, par les docteurs Rathelot et Mercier, l'affection de Mme.... a éprouvé des mutations de siége ; des mutations d'indication se sont offertes. Lorsque je fus appelé à lui donner des soins, Mme.... éprouvait les mêmes indispositions qu'elle éprouve actuellement. La marche était pénible, difficile ; les fonctions des divers appareils viscéraux étaient troublées ; la vision n'était point nette. Le traitement qui fut appliqué à l'affection était la déduction des indications; et la preuve, c'est que Mme.... avait la démarche assurée; chez elle les fonctions avaient recouvré leur type vital. Voilà un fait constant, M. le docteur Camus; un fait à votre connaissance; un fait que vous deviez prendre en considération, lorsqu'étant appelé à donner des soins à sa nièce, que vous avez privée de père par votre traitement ecclectique; à sa nièce, que vous avez conduite à la tombe, d'illusions en illusions, par la substitution de drogue à drogue ; à sa nièce, qui vous a choisi par considération de talent, par considération de succés obtenus, par l'affection du père.

Il y a des praticiens qui évitent une mention de défaite et d'une double défaite, et vous vous en êtes paré à cette consultation, comme Jocrisse, dans un jour de fête, de son habit de laquais. Vous avez prétendu que j'avais été appelé à donner des soins à cette dame contre sa volonté; qu'en me faisant appeler de nouveau à rectifier l'erreur de vos sens, à réparer le trouble organique suscité par votre médication barbare, Mme.... n'avait que souscrit à la volonté de ses parents.

Ayant reconquis la confiance de Mme...., elle a dù vous instruire de la position fâcheuse dans laquelle elle se trouvait (1); elle a dù vous

(1) Le traitement a été commencé dans les temps les plus rigoureux de l'hiver; et cette circonstance de temps, je dois la signaler, parce qu'il importe de conserver toute sa supériorité devant des insinuations ridicules, il est vrai ; mais le ridicule est une arme pour la mauvaise foi, pour les hommes arriérés, et je le dois d'autant que Mme.... m'a fait appeler dans la saison la plus inopportune, Mme...habitant une chambre dans laquelle sont pratiquées cinq portes, dont l'une établit une communication avec le grenier, une avec la cuisine, une troisième avec le magasin, une quatrième avec une chambre qui n'est point chauffée; je ne parle pas de la fenêtre, à laquelle est adossé le lit qu'occupe Mme.... On vous l'a dit, Mme.... le soir éprouvait souvent des douleurs rhumatismales, que Mme.... attribuait aux transitions de température.

dire, dans l'intimité de sa confiance, qu'elle avait appelé tous ses parents à son chevet de mort ; elle a dû vous dire que les accidents ont disparu par enchantement, pour me servir d'une expression académique ; mais nous nous sommes écarté du champ de la discussion.

Vous avez signalé à la consultation un état de maigreur qui n'était point celui dans lequel vous avez cessé de la soigner ; vous avez signalé une accentuation dans le regard qui n'existait point alors. Interprète d'Hippocrate, vous lui révélez les inspirations de ce grand homme.

La maigreur, l'aspect des regards sont, M. le docteur, votre ouvrage et celui des praticiens qui, comme vous, ont été appelés à restaurer sa constitution pendant l'interrègne du système.

A Paris, mettant à profit son séjour dans la ville où tout est perfection, Mme.... consulta un chirurgien distingué, qui lui prescrivit des frictions sur l'épine, et à chaque friction Mme.... sentit sa vue baisser, ses forces défaillir. Vous avez prétendu que ces prescriptions étaient insuffisantes pour produire de tels résultats ; vous avez nié une telle efficacité dans l'agent prescrit. Mais si l'assertion de votre cliente est exacte, alors votre dénégation est fausse.

Après la lecture de la pancarte du médecin des eaux minérales, vous avez omis une circonstance importante à noter, c'est le conséquent ; et vous savez qu'il n'est pas favorable à la réputation, souvent précaire, des bains ; vous savez que Mme...., de retour, après quelques jours a vu les accidents reparaître.

Maintenant que nous pouvons juger et la période du traitement narcotique et la période des bains, faites-nous connaître la vôtre. Il n'est pas probable que vous êtes resté au chevet de la malade si longtemps sans lui accorder la faveur de votre médication ; et d'ailleurs vous avez apporté un soulagement si prompt aux douleurs de la nièce, du beau-père, que la tante devait s'en édifier ; et puis vos cures de la rue Saint-Nicolas, qui les ignore !

L'auteur de la *Gazette de la Côte-d'Or* a, dit-on, sa spécialité fixée au globe oculaire ; moi, je crois que c'est à l'affection dite cataracte. C'est un tort, comme médecin, de s'occuper d'une spécialité ; comme à un médecin de ne point se renfermer dans l'une des branches de la grande section de l'art. Dans le premier cas, il ne peut comprendre la relation des organes, le *consensus* par congrès organique ; il ne peut comprendre les voies que la nature à destinées à l'élimination du principe morbide : aussi dans les consultations ne s'occupe-t-on que d'une fraction de l'organisme, que d'un département. Appelez un médecin à spécialité pour avoir son opinion sur une affection de la généralité de la moëlle : au lieu de s'occuper du siége de l'affection ; de déterminer le caractère, l'influence de cette affection sur les plans viscéraux, sur les plans adossés ; d'étudier si cette affection a des influences semblables et sur les plans polaires viscéraux et sur les plans polaires adossés, et, dans le cas de dissemblance, spécifier les unes par le cachet de fonction des zones départementales, spécifier les autres également par le cachet de leur fonction et dans le caractère des fonctions polaires viscérales morbides et dans le caractère des fonctions polaires des plans adossés également saisis : que fait l'oculiste ? Il discoure longuement, et discourir longuement, c'est discourir vaguement sur l'affection dite cataracte. Arrivant sur son idée première, il saisit une

chandelle, la présente en avant de l'œil pour observer s'il y remarquera
une chandelle, deux chandelles, trois chandelles. Mais cette apparition
de chandelle double, triple, vous prouvera-t-elle, M. l'oculiste, que
vous n'avez pas affaire à une amaurose? Ne savez-vous pas que ces
deux affections peuvent exister simultanément, reconnaître les mêmes
causes, se développer sous l'influence des mêmes causes, et guérir, à
l'origine, sous l'empire des mêmes agents?

Non, le diabète n'est pas le catarrhe vésical; et le catarrhe vésical
a-t-il son siége dans la région de la rate, dans la région du foie? Une
délimitation anatomique; une délimitation physiologique; une délimitation pathologique de ces appareils nous fait apercevoir les premières apparaissant à l'axe médian, les secondes à l'axe pelvi-appen-
dixal. De quel point s'est-elle élevée; d'où partait la douleur qu'elle
accusait? Des régions souscostales droite et gauche.

J'aurais mieux aimé le titre banal, il est vrai, mais plus modeste,
de *Gazette médicale du département de la Côte-d'Or.*

Sous cette enveloppe grossière se trouvait enfermé et le gazetier de
la capitale, et le gazetier du chef-lieu de canton, et le modeste des
modestes officiers de santé.

Vous avez donné, pour initiale de vos titres, **D. M. P.** Par la troisième de ces initiales vous avez eu la prétention d'établir une distinction de réception, et cette distinction la fonderez-vous sur le mérite
respectif des professeurs des facultés de Paris, de Strasbourg, de
Montpellier? Si vous admettez cette hypothèse, nous nous permettrons
d'avouer nos torts.

Vous croyez, du moins les initiales de votre titre nous portent à le
penser, qu'il existe une distinction importante à signaler dans le do-
maine de la pratique, entre le médecin qui a obtenu ses grades à la
faculté de Paris, celle de Montpellier et celle de Strasbourg. Cette distinction est une insulte jetée à la face de la faculté de Montpellier, une
insulte jetée à la face de la faculté de Strasbourg, une insulte à tous
les médecins qui ont été gradués dans ces deux dernières facultés, et
vous savez que l'un de vos collègues (M. Vallée), professeur à l'école
secondaire, chirurgien à l'hôpital de la capitale de la Bourgogne, médecin du collége départemental, a été reçu à la faculté de Strasbourg.
Votre opinion, M. le rédacteur de la *Gazette,* est une opinion malheu-
reusement beaucoup trop accréditée, et c'est précisément parce qu'elle
est accréditée, parce qu'elle est erronée, que j'essaierai plus tard de la
détruire, dans l'intérêt de l'enseignement, conséquemment dans l'intérêt de l'humanité. Mais en attendant, me renfermant dans les limites d'un pamphlet, je vous demanderai, monsieur, si vous avez préjugé assez de votre puissance intellectuelle pour penser que votre
plume éclipserait les travaux qui ont été produits par les professeurs
de ces deux facultés,

Tout en rendant hommage aux labeurs des professeurs de ces facultés qui ont inscrit leur nom au temple des souvenirs, je vous en
citerai un seul, Lallemand. Eh bien! M. le rédacteur de la *Gazette,*
oserez-vous mettre en parallèle, comparer votre opuscule au beau
travail que le professeur de Montpellier a fait paraître sur les affections de l'encéphale? Et le professeur distingué de Montpellier ne fe-
ra-t-il pas des élèves distingués comme ceux de la faculté de Paris? Et,

d'ailleurs, quel est l'ouvrage de vos médecins de Paris qui puisse être comparé à la production remarquable du docteur Lallemand?

Il y a dans la pratique, monsieur, ce que l'on n'apprend nulle part, c'est le tact médical. Ce ne sont point les maîtres de Gall qui ont fait germer dans sa noble organisation cette aptitude divine, cette tendance de réflexion qui permet à l'homme de génie de s'élever à ces sublimes considérations qui constituent autant de données pour la solution de ces hautes questions qui tendent à substituer le principe à la routine, la vérité à l'erreur.

Vous avez donné au même titre le nom collectif de préface et de plan du journal.

Je me permettrai de vous faire observer, avec toute l'humilité du lecteur au producteur, que vous pouviez, que vous deviez faire abstraction, soit de l'un, soit de l'autre de ces titres. En effet, qu'est-ce que la préface? La préface est à l'ouvrage scientifique ce que l'ouverture est à l'opéra, ce que le prologue est à la tragédie, c'est-à-dire l'exposé du plan de l'ouvrage. Quoi qu'il en soit, voyons cette préface, voyons ce plan d'ouvrage.

Il n'y a point de remarque (au singulier), avez-vous dit (au pluriel), qu'une pratique attentive ne puisse suggérer à tout esprit tant soit peu laborieux, et que les circonstances obligent le plus ordinairement à se consacrer en silence à de longues et pénibles études. Je vous en ferai l'aveu, cette phrase m'a paru tant soit peu amphibologiquement rédigée. Mais essayons de saisir l'esprit de la pensée qui l'a dictée. Nous vous ferons encore observer que ces remarques sont pour nous une déduction de vos propres impressions, suggérées à tout esprit, non pas parce qu'il a tant soit peu de cette aptitude que l'on pourrait appeler réflexion, et cet attribut, M. le rédacteur, est le plus noble de l'être; c'est lui qui fait éviter le piège à l'animal qui s'en est dégagé; c'est lui qui élève les connaissances de l'homme jusqu'à la pensée du Créateur. Vous savez combien de médecins laborieux ont traversé cette terre d'exil que l'on a appelé la voie du progrès. Beaucoup ont été appelés, mais peu ont été élus.

De quelles circonstances avez-vous entendu parler? Y en a-t-il d'autres que celles de ses devoirs? y en a-t-il d'autres que celles qui partent de ce désir incessant qui enflamme la pensée, qui électrise l'imagination?

L'Académie de médecine a sacrifié une séance à la lecture d'un rapport de M. Louis sur l'application du sulfate de quinine à haute dose au traitement des fièvres typhoïdes, rapport qui a été en partie favorable à l'auteur.

Le sulfate de quinine, depuis l'origine de son emploi, a eu ses succès, a eu ses revers; et ses succès même n'ont-ils pas eu leurs revers? Consultez tous les malades auxquels on a fait ingérer cette substance, et vous verrez que si l'opium a eu ses gouttes-sereines, le sulfate de quinine a eu ses obstructions. Que M. Guyot, que M. Tarnier, que tous les docteurs, que tous les officiers de santé de la campagne, éclairés tous des lumières de MM. Salgues, Sédillot, Lépine, Naigeon, publient le résultat de leur pratique, et vous serez effrayés de l'action toxicologique de cet agent, aussi révéré dans la pratique que l'ibis chez les Egyptiens. Ma mère eut une fièvre tierce; M. Guyot sait combien de temps elle prit du quinquina, et M. Guyot vous dira tout ce que d'angoisses elle a éprouvé. M. Guyot a traité M. Michel d'Asnières, et M. Guyot peut vous dire dans quel état de maigreur l'a jeté sa fièvre intermittente, traitée par des applications de sangsues (*loco dolenti*), traitée par le quinquina. M. Guyot a traité longtemps, à Vantoux, M. Sebaut; M. Guyot se rappelle qu'il vomissait tout, et aliments solides, et aliments liquides; M. Guyot vous dira que le quinquina, que les sangsues (*loco dolenti*) ont été pratiquées chez M. Sebaut; M. Guyot vous dira que le médecin qui fut autrefois son concurrent le guérit par le système des attractions et des répulsions. M...., de Nuits, vous dira qu'il vomissait; il vous dira également qu'il fut traité par le même système; il vous dira que, comme M. Sebaut, il a recouvré toute la puissance d'activité qu'il avait perdue.

Comment les officiers de santé et les docteurs qui ont été appelés à nous succéder dans les campagnes de Saint-Julien, de Clénay, de Brognon, de Ruffey, d'Echirey, d'Arcelot, d'Arceau, de Beire-l'Eglise, de Beire-le-Châtel, Magny, Tellecey, Cirey et Montmançon, ont-ils, au mépris de nos résultats, confié la destinée des pères de famille qui les ont favorisés dans leur existence, aux professeurs de la faculté dijonnaise?

Vous n'avez donc jamais été remués par ces sentiments intestins qui broient la vie dans ses foyers; vous n'avez donc jamais été frappé de cette étincelle électrique qui s'échappe du regard du malheureux qui entend sonner sa dernière heure? Empoisonnez-moi, me disait, M. Salgues, votre malade (M. Devanne). Vos cautères, M. le professeur de clinique; vos bains généraux, M. l'académicien; vos ordonnances, M. le médecin de l'évêché! et vous savez, M. le médecin du petit-séminaire, que vous disputez la palme au médecin des prisons, au médecin des épidémies, au médecin jurisconsulte, par l'éclat de leur fraîcheur et l'abondance de leur matière. Vos cautères, vos bains! Oh! ce sont, m'objecterez-vous, les armes d'Achille. Le grand Broussais, le colosse de l'art dans ses jours de gloire, de triomphe sur les ecclectiques, en paraît ses clients. — Mais le réformateur trouvera, dans la balance de la postérité, le revers de la médaille. S'il fut grand de diagnostic, il fut humble de thérapeutique. Le *loco dolenti* de Broussais est l'île de Sainte-Hélène du destructeur des libertés. Vos cautères, à vous, MM. les académiciens, savez-vous le bien qu'ils produisent? Une douleur cruelle, une insomnie atroce. Trois mois, M. Salgues, sans fermer les yeux! trois mois sans ingérer aucun aliment! Deux ans, M. Bazard, en suppuration! Deux ans, M. Bazard! et l'épine ne sera-t-elle pas endommagée? Et voilà vos titres à la considération de l'autorité!

Oh! votre science, MM. les docteurs, est grande; grande de toute la majesté des rapports de l'Académie de médecine qui a daigné voter des remercîments à M. Broqua, employant le sulfate de quinine à haute dose, à dose héroïque. L'orateur du rapport, les membres de la commission n'avaient donc pas consulté leur pratique, consulté les auteurs qui ont écrit sur les avantages et les inconvénients de cette drogue employée pour modifier le type de réaction organique? ils n'avaient donc pas étudié l'organisme modifié, modifié dans ses centres? Et de quelle utilité leur est donc l'observation anatomo-pathologique:

de quelle utilité leur est donc l'observation clinique ; quel fruit reti-
rent-ils donc de la lecture des faits consignés dans les journaux (1)?
D'où part cette inertie du mouvement au sein de cette activité si ar-
dente de vitalité?

P.-S. Monsieur, l'homœopathie a pour but, dans la direction de ses
agents, de réchauffer une irritation chronique, de l'élever de l'état
chronique à l'état aigu. Ce procédé, d'ailleurs, n'appartient pas à
Hahneman ; il y a longtemps que les bergers en font une application
aux ulcérations cornées. Tandis que je cultivais, j'en vis faire l'application à un berger allemand. Quoiqu'à cette époque je ne m'occupasse
plus de pratique, ces résultats me frappèrent; et plus tard, en m'occu-
pant de mon essai sur la théorie des attractions et répulsions électro-
vitales, je trouvai la loi de cette réaction; et, comme je l'exposerai
dans l'analyse des travaux d'Hahneman, ce novateur est loin d'en
avoir saisi l'esprit.

En bien explorant votre pratique, M. le docteur Laville de Laplaigne,
nous en avons découvert de nombreuses applications qui n'ont pas été
favorables à vos malades. C'est surtout dans l'application de ce principe aux siphilis, que vous avez dû être effrayé de la végétation de
cette greffe aigüe sur un foyer chronique. Nous avons traité tout récemment plusieurs de vos malades qui ont présenté cette transition à
une telle évidence, que j'acquis la conviction intime ou qu'Hahnemann
et ses sectateurs explorent mal, ou qu'ils sont de mauvaise foi. En
parlant de votre pratique dans mon pamphlet d'Auxonne, j'ai signalé
le fait le plus remarquable qui se soit offert à mon observation. L'in-
dividu qui en était le sujet avait le gland tellement développé, défor-
mé, que je ne puis le comparer qu'à la tête du toucan. L'attraction
combinée à la répulsion lui ont rendu et la forme et le volume nor-
mal.

Parlant d'agronomie, nous sommes conduit à émettre une réflexion
relative à la pratique du forceps et de la main dans l'accouchement (2).
Sur quatre-vingts brebis, soixante-dix-neuf ont accouché naturelle-
ment; la quatre-vingtième, je l'ai accouchée par les extrémités inférieures; le part a été laborieux; l'agneau a vécu, et la mère a conservé
une claudication; et nonobstant, l'année suivante elle a agnelé natu-
rellement.

Comment, M. Pâris, l'antagoniste jadis judicieux et sévère de l'homœopathie, vous êtes-vous abandonné, en désespoir de cause, à l'homœopathie! Mais les revers de votre professeur en homœopathie ;
mais la combinaison incessante qu'il tend à établir, par suite de ces
revers, de l'homœopathie à l'allopathie; mais son retour vers le passé(3),

(1) Nous examinerons plus tard le travail de M. Rognetta sur la thérapeutique des empoisonnements.

(2) Tout récemment j'en parlai à un agronome distingué (M. Bon-
net): il me dit qu'il arrivait rarement que l'on fût dans la nécessité
de favoriser le part chez les brebis. Je crois que l'on fait un abus de
la main ; je crois que l'on fait un abus du forceps.

(3) Mme.... est atteinte d'une affection gastrite, a-t-on dit ; et d'a-
près la pensée du *loco dolenti* du réformateur du dix-neuvième siècle,

auraient dû vous faire comprendre, client-professeur, que votre médecin en homœopathie n'avait point de confiance dans la foi du grand-prêtre.

Avant de tenter la fusion dynamique, la fusion homœopathique, vous avez tenté d'une méthode qui vous présentait beaucoup plus de garantie, et d'abord par ses succès constants, et parce qu'elle ne commet point d'homicide toxicologique.

En l'appliquant, vous l'avez appliquée comme un ouvrier qui fait fonctionner une mécanique dont il ne comprend point le mécanisme des ressorts en action. Tant que je n'aurai point publié les principes de la théorie dont j'ai mis le premier les ressorts en œuvre (1), vous en ferez une application barbare.

Si vous voulez apprécier le progrès médical, lisez les feuilletons des journaux de l'Académie des sciences, et vous verrez quelle large part on accorde au progrès médical; et vous verrez que ces feuilletons ne sont consacrés qu'à des nécrologies, ne sont consacrés qu'à des élections. Il est vrai que chaque rédacteur de chaque feuilleton y fait l'éloge de son candidat; éloge souvent ridicule. C'est ainsi qu'en parlant de l'élection d'Andral, un feuilletoniste s'exprime ainsi : « L'Académie des sciences vient de montrer, par les nominations de MM. Andral et Rayer, combien elle avait à cœur de réparer dignement les pertes qu'elle avait faites, et de donner à la médecine une importance véritable. » Ainsi l'on est autorisé à conclure que si la médecine n'a point progressé à l'Institut, c'est que sa section n'était point représentée par des hommes de progrès d'une part; et d'autre part, que

et d'après la pensée dépressive du professeur du Val-de-Grâce. Mme.... devait être soumise, et à une application de sangsues n° 30 dirigée sur la région cutanée souffrante, avec écoulement favorisé soit par les bains généraux, soit par les ablutions d'eau tiède, soit par les cataplasmes de farine de lin, et à la saignée de trois palettes : tel est le traitement qui effectivement a été pratiqué par le docteur homœopathe Laville de Laplaigne à Mme.... Quel est le caractère du traitement Laville? Est-il allopathique; est-il homœopathique? Adoptant un système aussi franchement brousséiste, M. Laville a donc abandonné ses convictions hahnemaniques (homœopathiques)?

Le traitement de Mme Pétrot a été celui de Mlle An....; traitement banal, comme l'investigation de la thérapeutique antique le prouve. Le *loco dolenti* a été la pratique de tous les temps, comme la déplétion; voilà, docteur homœopathe, une vérité incontestable, et tout aussi incontestable que vos revers, dont ils sont la déduction; tout aussi incontestable que votre hybridisme.

Et la nièce de Mme Melfort! vous nous permettrez bien de vous en entretenir. Son âge, sa position; tout vous favorisait dans le développement d'activité de vos méthodes combinées; tout vous annonçait un jour de triomphe. Et de la confiance de la nièce de Mme de Melfort, qu'en avez-vous fait? Vous en avez tressé les bandelettes de la victime homœopathique, de la victime allopathique.

(1) C'était à l'organisateur qu'il appartenait de découvrir, et à l'homme d'observer.

MM. Rayer et Andral, par leur organisation médicale, présentent toutes les conditions favorables à cette évolution de principes qui doit élever la médecine au rang des sciences exactes.

Les antécédents scientifiques de MM. Rayer et Andral conduisent-ils à une telle conclusion? Nous ne le pensons point. Gall n'appartint point à l'Institut; et quel praticien, cependant, honora davantage, par les productions de son génie, sa patrie d'adoption? Andral a fait des cours qui ont été recueillis et publiés par ses élèves; il a publié lui-même, comme Bouillaud, plusieurs observations cliniques. C'est dans l'analyse de ses ouvrages qu'il faut chercher les titres à la gloire du professeur; c'est dans ses ouvrages qu'il faut chercher le germe de cette grande rénovation qui nous est annoncée.

En parlant des prétentions de M. Gerdy à la candidature, le même feuilletoniste s'exprime ainsi sur ses travaux : « L'ouvrage le plus important de M. Gerdy est évidemment le *Traité de Physiologie,* traité auquel il a travaillé plus de dix ans. » Le grand Bichat a employé moins de temps à la rédaction de son bel ouvrage. Après dix ans de travail et toute la prétention du savoir mieux faire, M. Gerdy doit produire effectivement un ouvrage qui éclipsera tout ce qui a été fait sur cette matière. Nous dirons, avec toute l'humilité du provincial et avec toute la conviction de la supériorité de notre pensée, que la confection de l'ouvrage de M. Gerdy est beaucoup au-dessous de la réputation factice que lui a créée la plume du feuilletoniste. Pour juger la pensée du feuilletoniste, il suffit de lire son compte-rendu de la pratique du chirurgien, article *Maladies des Yeux* (1).

Etant appelé à traiter Mme...., le souvenir des dernières heures de Mlle M.... m'a fait pâlir d'effroi; mais les succès que j'ai obtenus auprès de Mme Charles, auprès de Mlle Morisot de Vitteaux, ont dissipé mes craintes, rassuré mes espérances; le désir de faire échapper une condamnée au supplice des angoisses l'a emporté, et le système a vaincu le préjugé.

Je vous ai parlé de Bouillaud; je vous ai parlé d'Andral : vous parlant de Bouillaud, vous parlant d'Andral, c'était décrire l'origine du progrès. Pour vous faire assister à son développement, je vous parlerai de la pratique de Malgaigne, de l'interprète de la nature. Ecoutez Malgaigne à la tête de l'hôpital des cliniques, et vous jugerez le siècle si puissant d'innovation :

« Au nombre des moyens les plus efficaces pour amener ce résultat
« (de ne troubler la nature dans sa marche par une intervention ac-
« tive que lorsque cette marche est tout à fait contraire à la guéri-
« son), et pour aider la nature lorsque ses tendances sont bonnes, il
« faut compter le repos. L'importance du repos n'a peut-être pas été
« assez sentie par les chirurgiens. Pour nous, nous ne craignons pas

_____

(1) M. Gerdy, tout en convenant lui-même que son traitement médical est fort banal, prescrit, pour les affections des yeux, le vésicatoire, le séton à la nuque et les bains de pieds.

On voit que ce traitement a la plus grande analogie, par son aspect de progrès, avec celui qu'employait Broussais au Val-de-Grâce; avec celui qu'emploie le grand physiologiste Magendie à l'Hôtel-Dieu.

« de l'appeler un moyen *héroïque* lorsqu'il est employé à propos ; nous
« en avons souvent obtenu des effets vraiment prodigieux. Nous nous
« bornerons, pour le moment, à en choisir quelques exemples parmi
« les plus récents. »

Qui l'aurait cru, si le chef des cliniques n'eût eu la bonté de nous
communiquer ses inspirations ? *Le repos un moyen héroïque !.....* Au
dix-neuvième siècle prescrire un tel précepte !..... Nous l'eussions
pardonné à un professeur de la jeune faculté (de Dijon) ; mais M. Malgaigne ! lui qui doit, par sa position de professeur de clinique de la faculté de Paris ; de la faculté du monde le plus savant, régenter le siècle ! Vraiment, à la lecture de cet article nous avons été surpris. Pour
apprécier toute la portée thérapeutique d'un tel agent, voyez une dame
qui nous a honoré de sa confiance, et à laquelle un médecin, décédé
il y a quelques années, conseilla le voyage de Saint-Marcoul, sous le
prétexte que sa tumeur articulaire était dépendante des écrouelles !
Voilà encore un progrès médical ; voilà encore un axiome d'un des
professeurs de la jeune faculté. Pauvre professeur ! pauvre faculté !
triste époque médicale !

Si vous quittez Malgaigne pour vous diriger chez Lisfranc, vous
jugerez des saignées révulsives (1) de ce professeur ; vous jugerez du
loco dolenti (vésicatoires, sangsues, moxas, cautères actuels) sur
l'affection pour laquelle Malgaigne conseillait le repos.

Nous avons parlé de l'application (*loco dolenti*) employée par le secrétaire-général (M. Gruère) chez Mme Coq... ; nous avons signalé les
accidents épouvantables qui ont résulté de cette application de sangsues qui a excité les contractions du cœur, qui les a rendues convul-
sives jusqu'au moment où cette infortunée a rendu le dernier soupir.
Cette surexcitation, que nous avons remarquée tant de fois aux hôpitaux, tant de fois dans la pratique de nos collègues de province, nous
l'avons plus récemment encore observée chez Mme Cornu, traitée
encore par M. Gruère. En nous élevant contre ces applications, nous
croyons rendre un service à nos collègues, un service à l'humanité.

Nous avons encore à signaler un cas qui fait honneur aux succès de
la saignée répétée coup sur coup : M. Jacotot, fermier à Orgeux, en a
goûté les douces faveurs.

J'ai parlé de la pratique de mes collègues ; parlant de la pratique de
mes collègues, c'était faire l'histoire de l'art dans son application,
telle qu'on la pratique aux hôpitaux de Paris. Le gazetier de la Côte-
d'Or, M. Ripault, a prétendu que les médecins de Dijon employaient
une méthode semblable à la nôtre. J'étais loin de penser que le secrétaire de la faculté des sciences, arts et belles-lettres, se couvrirait d'un
tel manteau. Comme toute découverte est une propriété, et que toute
propriété doit être garantie, je me permettrai de prier M. Ripault, en
adressant des questions de pratique à MM. Bouillaud et Andral, d'a-
voir la bonté de nous indiquer les données de leur solution.

A Pâques, un cultivateur porte un asthme depuis dix ans : comment
Bouillaud et Andral l'en délivreront-ils ?

M. Bornier, de Pâques, depuis huit ans a les digestions pénibles ; il

(1) C'était là une drôle d'idée à émettre au dix-neuvième siècle, que ces saignées générales (ouverture de la veine) comme étant révulsives. Voyez les observations rappor-
tées par les auteurs ; voyez même les malades traités par Lisfranc, et vous jugerez de la
puissance des saignées comme agent révulsif.

éprouve du *gargouillement* (expression du professeur Bouillaud) au ventre, de la fatigue aux articulations; la marche est pénible; la peau est séche; le ventre ballonné; quelquefois de l'altération; les aliments ont perdu leur saveur; souvent de l'ennui, du dégoût de la vie même; et cependant les affaires de ce client sont prospères, son intérieur calme; une fièvre lente prend du redoublement à certaines heures de la journée. Bouillaud, auriez-vous ouvert coup sur coup la veine? Lisfranc, eussiez-vous pratiqué vos saignées révulsives?

Deux ouvriers, fils d'un maçon et maçons eux-mêmes, éprouvent, en levant des blocs de pierre, des douleurs dans la colonne vertébrale; un dépôt se forme à l'aine. L'un d'eux (l'aîné), vient à l'hôpital réclamer des soins. M. le professeur Naigeon fait l'ouverture du dépôt; le dépôt continue de donner, le malade maigrit, le teint se décolore, sa constitution subit toutes les phases que les auteurs ont décrites en parlant des dépôts par congestion. Le cadet vient à nos consultations; il s'est soumis à l'action de la théorie appliquée; le dépôt cesse de donner, sa cicatrisation s'opère. L'affection de la moëlle étant détruite, sa constitution se répare, et en quelques mois il a recouvré toute sa puissance d'activité.

M. M...., fils du maire, porte une loupe à la partie antérieure de l'avant-bras; irritée par plusieurs sections pratiquées, cette tumeur acquit, en peu de temps, beaucoup d'expansion dans ses racines. Effrayé de ses progrès, le malade se rendit à l'hôpital pour en faire faire l'extraction. Dans son ablation une artère fut comprise. Le chirurgien ne pouvant opérer sa ligature, on propose l'amputation du bras au malade, qui y consent. La cicatrice des lambeaux étant complète, le malade s'aperçoit d'un suintement, puis d'une suppuration dans le gros orteil de l'extrémité inférieure correspondante; le suintement se convertit bientôt en un écoulement abondant, et bientôt le pouce de l'extrémité opposée suinte, produit un écoulement. Le malade guérit en quelques mois de traitement des attractifs déposés sur les sphères d'attractions correspondantes; les attractifs favorisés des répulsifs.

Ce malade eût-il guéri par les saignées répétées de Bouillaud? Ce malade eût-il guéri par les saignées révulsives de Lisfranc; par les purgatifs d'Andral?

M. Chevalier, meûnier au moulin d'Ahui, conduit une brouette sur un plateau servant de communication à deux goutteraux; le plateau chavire, et le moteur et le mobile pirouettent. M. Chevalier s'apercevant que le plateau allait l'atteindre, tend l'avant-bras pour le garantir, et éprouve, dans les articulations des os de l'avant-bras, un gonflement considérable. Étant porté, quelques instants après l'accident, sur son lit, il ressent, en recouvrant la connaissance, des douleurs atroces dans toute la colonne vertébrale, et notamment à la réunion des deux tiers supérieurs avec le tiers inférieur. Les douleurs des articulations foulées sont moins aigües; la tête est douloureuse, et cette douleur acquiert de l'intensité. M. Guyot étant appelé, pratique deux saignées, fait appliquer quinze sangsues sur le siège présumé de la douleur vertébrale. Les douleurs deviennent atroces; il n'est plus de calme pour ce malheureux. La mort! comme pour M. Devanne; la mort! comme pour la dame de la rue d'Assas et tant de vos clients, grands docteurs, est le plus cher de ses vœux.

Ah! MM. les administrateurs, si vous aviez souffert comme M. Chevalier? si vous aviez souffert comme M. Devanne! comme Mme...., de la rue d'Assas! pendant trois mois pas une minute de calme! auriez-vous de la confiance dans les comptes-rendus de l'Assurance Mutuelle contre les maladies et accidents? Auriez-vous de la confiance dans ces séries sans origines, sans fins, d'ordonnances? Croiriez-vous à la possibilité d'une instruction médicale avec de tels errements?

M. Chevalier, par une de ces inspirations divinatoires, envoie chez M. P...., son parent, pour s'informer du médecin qui l'a guéri; je me rappelle encore ces expressions si puissantes dans l'accentuation de ses regards : Enlevez-moi ma douleur de tête! Mais je deviendrai fou! voilà huit jours et elle va toujours croissant. Et vous vouliez, M. Guyot, qu'il demeurât fidèle au drapeau?

Mme M.... a une perte; depuis six semaines Mme M.... est nourrice; depuis cette époque elle a des palpitations, un sentiment d'ardeur, de brûlement dans la région de la rate. Un médecin de Dijon, M. Clertan, est appelé; il prescrit la digitale, la diète; comme M. Jansoul, il insiste sur la diète. Quelques jours se passent, on envoie chercher M. Clertan, sur la remarque faite par le mari de la patiente, que sa femme s'affaiblit. Ce n'est plus la diète qu'on prescrit; c'est le régime nourrissant, c'est le régime stimulant : du vin généreux, du bouillon de bœuf. C'est dans de telles circonstances que nous sommes appelés à traiter : *veni, vidi, vici.*

Le fils de M. Caillou a de la toux; on le confie aux soins du représentant de l'homœopathie à Dijon; des poudres lui sont administrées d'après les indications déduites de l'affection. Une gibbosité se manifeste; les extrémités inférieures se paralysent; des douleurs abdominales se déclarent. Le malade est soumis aux attractions par inversion d'action polaire; les douleurs abdominales cessent; les jambes recouvrent leur aptitude à la locomotion; et après deux mois de traitement le jeune Caillou a vu tous les accidents disparaître. Dans une telle occurrence pathologique, Bouillaud aurait-il appliqué le procédé des saignées répétées coup sur coup; Lisfranc, ses saignées révulsives? Andral aurait-il expérimenté les saignées de 1838, les purgatifs de 1839?

Douze jeunes personnes, âgées de 14 à 18 ans, sont atteintes d'affection chlorotique. Chez les unes la projection utérine est accompagnée d'accidents cérébraux; chez d'autres, de contractions pathologiques du cœur; enfin, quelques-unes présentent des symptômes de gastro-entérite et de phlegmasie articulaire. Quelles indications seront à remplir dans ces divers cas pathologiques? Bouillaud saignera-t-il coup sur coup? mais ces malades avaient été soumises à ce traitement depuis plusieurs mois, combiné au *loco dolenti.* Lisfranc les soumettrait-il à ses saignées révulsives? mais les saignées révulsives de Lisfranc sont les saignées répétées de Bouillaud, la quantité de sang extraite étant moindre. Andral, en 1838, les aurait-il soumises à son mode d'expérimentation sur les purgatifs; en 1839, à son système d'expérimentation sur les saignées? Mais chez quelques-unes les saignées avaient déterminé des suppressions; chez d'autres les purgatifs avaient déterminé des phénomènes inflammatoires. Je prévois l'objection de la routine, toujours féconde de ruses; mais les préparations

(Suite, s'il y a lieu.)   D. BLAGNY.

DIJON, IMPRIMERIE D.-BRUGNOT. — 1843.

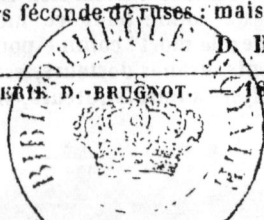